Elisabeth Breton

Réflexologie Faciale et Crânienne

Elisabeth Breton

Réflexologie Faciale et Crânienne

Éditions Vie

Cover image: www.ingimage.com

Publisher:
Éditions Vie
is a trademark of
Dodo Books Indian Ocean Ltd. and OmniScriptum S.R.L publishing group

120 High Road, East Finchley, London, N2 9ED, United Kingdom
Str. Armeneasca 28/1, office 1, Chisinau MD-2012, Republic of Moldova, Europe
Managing Directors: Ieva Konstantinova, Victoria Ursu
info@omniscriptum.com

Printed at: see last page
ISBN: 978-3-639-81421-7

Réflexologie Faciale et Crânienne

(Approche neurophysiologique ou occidentale)

Elisabeth Breton

Je dédie cet ouvrage à Monsieur Raymond Richard (1942-2011), Fondateur de l'Osteopathic Research Institute, qui m'a permis de découvrir les techniques réflexes issues de l'ostéopathie, et avec son accord, les adapter aux massages réflexologiques que j'enseigne depuis 2008.

SOMMAIRE

Remerciements

Pour l'écriture de ce livre, l'auteur s'est inspiré de ses 25 ans d'expérience professionnelle en tant que relaxologue-réflexologue. Il fait suite à une première publication, « Réflexologie pour la forme et le bien-être » et « Réflexologie, un vrai remède au stress », aux Éditions Vie.

Les ouvrages ainsi que les éléments disponibles sur Internet ayant contribué à l'élaboration de cet ouvrage sont référencés à la fin du livre.

Les illustrations « Zones réflexes pieds, mains et visage » ont été déposées auprès de la SACD (Société des Auteurs et Compositeurs Dramatiques) et enregistrées sous le numéro 000092475, le 10/10/2014.

Techniques réflexes conjonctives, périostées et dermalgies viscéro-cutanées (contribution ostéopathique à la réflexologie)®-Méthode originale d'Elisabeth Breton. Marque déposée à l'INPI N°19 4 517 964, le 23/01/2019.

Les informations publiées ne prétendent en aucun cas se substituer à un acte médical. Elles ne peuvent nullement remplacer l'avis d'un médecin. Conformément à la loi, la pratique de la réflexologie ne peut être en aucun cas assimilée à des soins médicaux ou de kinésithérapie, mais à une technique de bien-être par la relaxation physique et la détente libératrice de stress.

(Loi du 30.04.1946, décret 60669 de l'article I.489 et de l'arrêté du 8.10.1996).

J'adresse mes remerciements sincères à tous ceux qui ont contribué d'une manière ou d'une autre à la réalisation de ce manuel.

Avec toute ma gratitude
Elisabeth Breton

"Il vaudrait mieux ne rien savoir que de s'obstiner à suivre aveuglément les idées fixées ; la découverte, en effet, doit se situer en dehors de la théorie, sinon elle serait claire, évidente et prévisible et ne serait plus une découverte"

Raymond Richard

(P XII lésions ostéopathiques iliaques, 3e édition, éditions Frison Roche)

INTRODUCTION

Réflexologie Faciale et Crânienne

La Réflexologie faciale et crânienne est une pratique manuelle de relaxation et de stimulation réflexe aux répercussions positives sur tout le corps. Elle apporte une sensation de détente des muscles peauciers, en particulier ceux du front et de la mâchoire.

La réflexologie crânienne est étroitement liée à la réflexologie faciale qui en découle directement. Héritée du médecin américain William Fitzgerald, la réflexologie crânienne, autrement dit la stimulation des zones réflexes du crâne, a notamment été initiée et développée par **William Garner Sutherland** sous le terme de la *thérapie crânio-sacrée*.
William Garner Sutherland (1873-1954), élève du fondateur de l'Ostéopathie Andrews Taylor Still (1828-1917), voyait dans la réflexologie crânienne une approche ostéopathe concentrée sur la zone de la tête et du crâne.

La réflexologie faciale et crânienne part d'un principe simple : le crâne abrite, certes, notre cerveau mais aussi des glandes essentielles et indispensables au bon fonctionnement physiologique, émotionnel, physique et psychique de la personne. Il s'agit donc d'une partie du corps humain particulièrement riche et sensible. Une simple pression décongestionne les zones réflexes obstruées, et détend dans le même temps les muscles. Ainsi les toxines sont expulsées et éliminées.

Le corps accumule chaque jour des toxines qui ralentissent les fonctions organiques et peuvent générer une fatigue passagère, un manque d'énergie ou un teint brouillé. Cette technique favorise l'hydratation et améliore ainsi le teint qu'elle rend plus clair.

La peau est le premier des organes de l'excrétion des déchets et toxines de l'organisme. Elle est donc le reflet de tous les désordres intérieurs, qu'ils soient digestifs (en particulier hépatique), ou d'origine biochimique, nerveuse ou émotionnelle.

On estime que la tête intègre à elle seule **300 points réflexes**, où se concentrent les terminaisons nerveuses, **souvent différentes de ceux de l'acupuncture chinoise**, permettant d'agir sur le cerveau et ainsi sur l'état général de la personne.

Afin de mieux aborder la stimulation des zones réflexes du visage, il est important de connaitre l'anatomie et la physiologie (au moins de la tête), car beaucoup de tensions peuvent provenir d'une mauvaise posture, de tensions musculosquelettiques, ou de problème mécanique (par exemple au niveau de la mâchoire ou de l'articulation temporo-mandibulaire) ou d'une mauvaise vascularisation (tissu congestionné). Ces tensions peuvent « parasiter » le bilan réflexologique.

Les techniques réflexes de relaxation vont agir sur les différents plans de tensions, en induisant un état de relâchement musculaire, tissulaire et en activant la microcirculation.

Les techniques réflexes de stimulation par la suite pourront être appliquées sur les zones qui seront mieux préparées et plus réceptives aux stimulations des zones réflexes projetées sur ces parties anatomiques du corps.

D'où la raison de commencer cet ouvrage par un petit rappel sur les notions de base en anatomie et en physiologie.

« L'esprit et la matière ne peuvent exister sans mouvement »

A.T.STILL

PREMIERE PARTIE

La peau et le toucher réflexe

La peau est l'enveloppe extérieure du corps. Elastique et résistante, elle nous protège contre les microbes et les chocs, contribue à maintenir l'organisme à une température constante, élimine certains déchets par les pores et se régénère régulièrement. Les fonctions physiologiques de la peau sont primordiales : celle-ci est à la fois un organe d'élimination, un organe d'absorption et un organe de perception.

En liaison directe avec le système nerveux, la peau, où aboutissent plus de 720 000 terminaisons nerveuses, est notre principal outil de perception du monde extérieur. Les cellules de la peau et celles du système nerveux sont issues de la même couche de l'embryon. Cela explique toutes les correspondances que l'on peut établir lors des massages réflexes, entre des zones de la peau, les vertèbres et les organes internes.

La peau est l'organe du toucher.

Les millions de récepteurs situés sur la peau, dans ses tissus, et dans les zones sensitives de notre cerveau nous permettent de percevoir des sensations, d'analyser et d'interpréter les signaux sous forme de sensations agréables, neutres ou désagréables, de reconnaître le froid, le chaud et de réagir à la douleur ou à la pression.

Dès que nous posons les mains sur le corps, des milliers de récepteurs s'animent pour recueillir l'information sensorielle (en l'occurrence la pression par le toucher sera perçue comme un stimulus) et en fonction des « stimuli », différents récepteurs sensitifs seront excités.

La peau participe à la vie de l'organisme. La maintenir en bon état doit être une priorité. Elle se compose de 3 couches superposées : l'épiderme, le derme et l'hypoderme.

9

Les récepteurs du toucher, qui sont en fait des terminaisons nerveuses, se trouvent dans la peau, et plus précisément dans ses deux couches superficielles ; l'épiderme et le derme. Ils sont particulièrement abondants au bout des doigts, et permettent donc à l'homme d'explorer son environnement par le toucher.

La composition chimique de la peau est la suivante :
- 70% d'eau
- 27% de protéines
- 2% de lipides
- 1% de sels minéraux et d'oligo-éléments

Impliquée dans l'équilibre des échanges thermiques, hydriques, respiratoires, nutritifs et affectifs, la peau participe au bon équilibre immunitaire.
Le toucher réflexe va activer la microcirculation qui permet la production (stimulation) de fibroblastes, qui produisent du collagène, pour le maintien et la fermeté (rides), de l'élastine pour la souplesse de la peau et de l'acide hyaluronique pour l'hydratation (un constituant naturel du derme qui contribue à son hydratation).

Les réflexes sont des réponses physiologiques (motrices, viscérales ou glandulaires) qui succèdent à des stimuli sensitifs ou sensoriels. Un réflexe est une réponse rapide à un stimulus. Par exemple, le toucher réflexe est un stimulus. Rappelons que la peau et le système nerveux ont la même origine embryonnaire. Par conséquent il existe une possibilité de stimulation ou d'inhibition du système nerveux par l'intermédiaire de la peau qui est un organe sensoriel.
Le toucher est l'un de nos cinq sens. La sensation tactile est déterminée par des corpuscules.

Les récepteurs sont des corpuscules différenciés : mécanorécepteurs, thermorécepteurs et nocirécepteurs.

Les corpuscules de Pacini, les plus grands (entre 1 et 5mm), se situent dans les couches profondes du derme, dans les aponévroses des muscles et dans le périoste autour des articulations. On en trouve, en très forte concentration, dans les doigts et la paume des mains. Ils permettent de percevoir le sens de la pression (baresthésie), lorsque nous sommes serrés dans un vêtement ou des chaussures par exemple.

Les corpuscules dits de Meissner sont beaucoup plus petits (à peine 0,1 mm). On en trouve essentiellement sur la face interne des mains (paume et dessous des doigts) et la plante des pieds. Ces zones sont à proprement parler le siège du sens tactile qui nous permet d'évaluer les caractéristiques des surfaces des corps.

Les corpuscules dits de Ruffini sont éparpillés entre le derme et l'épiderme. Ils nous informent sur l'exacte localisation d'un point du corps stimulé par une sensation, quelle qu'elle soit.

La réflexologie a des effets calmants et relaxants, elle diminue par conséquent les tensions dues au stress grâce aux effets qu'elle produit sur le système neuro-hormonal et musculaire.

Différents récepteurs sensitifs de la peau déclenchent des effets antalgiques et anxiolytiques. La peau sécrète également des endorphines. C'est par leur intermédiaire que le toucher peut nous apporter un sentiment de bien-être, un effet apaisant, euphorisant ou régénérant. Les endorphines sont libérées par le cerveau (l'hypophyse) pendant et après la séance de réflexologie. Une fois libérées dans le sang, elles se dispersent dans l'ensemble de l'organisme et produisent leur effet bénéfique : lutte contre la douleur, la fatigue, l'angoisse, l'anxiété, la dépression...

L'impact du stress sur le tissu conjonctif

Savoir relâcher les tensions accumulées dans les tissus à la suite de tensions physiques et/ou psychiques au moyen des techniques réflexes est très importante. Tous nos os, nos muscles, nos tendons, nos ligaments, nos viscères, nos organes, nos vaisseaux ou nos cellules sont protégés et enveloppés par **les fascias, un tissu conjonctif.** Ce tissu omniprésent dans le corps ne recouvre pas seulement toutes les parties anatomiques de l'organisme, il est aussi le lieu d'animation rythmique qui assure l'équilibre entre le corps et le psychisme.

En latin, fascia signifie bande ou bandelette. La définition classique, issu du dictionnaire de médecine Flammarion est la suivante : *Enveloppe aponévrotique d'un muscle ou d'une région.*

Le fascia est un tissu fibreux résistant, de couleur blanchâtre, qui a la particularité de recouvrir toutes les parties anatomiques du corps à la façon d'une seconde peau : organes, os, nerfs, veines, artères, muscles et fibres musculaires.

Les fascias sont dotés de souplesse et d'élasticité qui leur confèrent un rôle de ressort et d'amortisseur. Ils permettent ainsi l'adaptation du corps aux différents mouvements et postures ainsi que l'absorption des contraintes.

« Les fascias sont particulièrement sensibles à tout élément perturbateur, tel qu'un choc physique ou psychologique, une accumulation de stress ou une activité physique intense. Leur consistance souple, élastique et fluide devient dure, rigide et tendue.

Les fascias, par leurs crispations, peuvent créer au fil du temps des nœuds, des blocages et des restrictions qui perturbent le rythme et le fonctionnement des structures qu'ils recouvrent, voire comprimer les nerfs ou les artères qui les traversent. Lorsque les fascias sont tendus, les artères les traversant sont partiellement « *étranglées* », *le flux sanguin est ralenti et l'énergie acheminée est moindre. Dans ce cas, les tissus ou les organes concernés sont en souffrance et leurs fonctions ou vitalité sont perturbées.*

Il faut éviter la stagnation des fluides dans les fascias. L'apport sanguin dépend du système nerveux. Un stress peut entraîner une vasoconstriction générale, cette réaction qui fait pâlir la personne s'accompagne d'un froid intense gagnant jusqu'aux confins de l'os.

Quels que soient les mouvements que nous effectuons, nos fascias permettent de conserver une fluidité au geste grâce à leur plasticité et donc d'adapter la déformation proposée sans rupture ».

Réaction des fascias au stress : crispation, tensions, perte de plan de glissement, adhérence, froid (vasoconstriction dans les os), désensibilisation. *Le fascia est un matériau à mémoire. Il se comporte face à une nouvelle contrainte en fonction de son histoire, c'est-à-dire en fonction des successions de contraintes reçues par le passé. Le fascia est le « container » de l'ensemble des liquides canalisés et interstitiels.*

Il joue un rôle important dans l'équilibre du milieu intérieur, en assurant par sa rythmicité un drainage constant favorisant les échanges métaboliques.

Note : Voir références à la fin du manuel.

DEUXIEME PARTIE

Système osseux

Le visage est la zone externe de la partie antérieure du crâne de l'être humain. Il se structure autour de zones osseuses abritant plusieurs organes de sens. Il comprend notamment : le front, les sourcils, les yeux, les joues, le nez, la bouche et le menton.

<u>Les os du crâne</u>

On distingue les os qui forment la voûte crânienne (protégeant l'encéphale) et ceux qui constituent la base du crâne (s'articulant avec les vertèbres).
Le crâne est une enveloppe osseuse contenant les méninges crâniennes et l'encéphale. La boîte crânienne joue un rôle important, car elle protège le cerveau et les organes sensoriels. Elle est percée de divers orifices pour laisser passer les douze paires de nerfs crâniens, les vaisseaux sanguins et la moelle épinière. Le crâne est formé de **8 os plats.**

Quatre sont impairs, médians et symétriques :
- 1 os frontal
- 1 os ethmoïde *(dans la partie nasale, la paroi de l'orbite)*
- 1 os sphénoïde
- 1 os occipital

Deux sont pairs et latéraux :
- 2 os pariétaux *(deux os situés des deux côtés du crâne et formant les parois latérales de la cavité crânienne)*
- 2 os temporaux.

Les os de la boîte crânienne sont soudés entre eux : la surface osseuse, au niveau des articulations, est dépourvue de cartilage.

Certains os vont présenter des « sinus ». Ces sinus ont un rôle important dans l'allègement de la boite crânienne. Ces os sont classés dans ce que l'on appelle **les os pneumatiques** c'est-à-dire contenant de l'air.

Les parois osseuses des sinus sont recouvertes d'une muqueuse susceptible de présenter une inflammation. Il ne faudra pas confondre ces sinus avec d'autres sinus situés dans la boîte crânienne et qui sont des « lacs » veineux collectant les veines cérébrales.

Les os de la face

La face regroupe d'autres os qui peuvent présenter des sutures avec ceux du crâne.

On distingue :
- le maxillaire supérieur (maxillaire)
- le maxillaire inférieur (mandibule)
- le malaire (zygomatique) (2)
- l'unguis (lacrymale) (2)
- le vomer (1)
- l'os propre du nez (nasal) (2)

Trois cavités principales : celles des orbites, du nez et de la bouche.

A N A T O M I E – Coupe sagittale

Os de la face

Os du crâne (8)

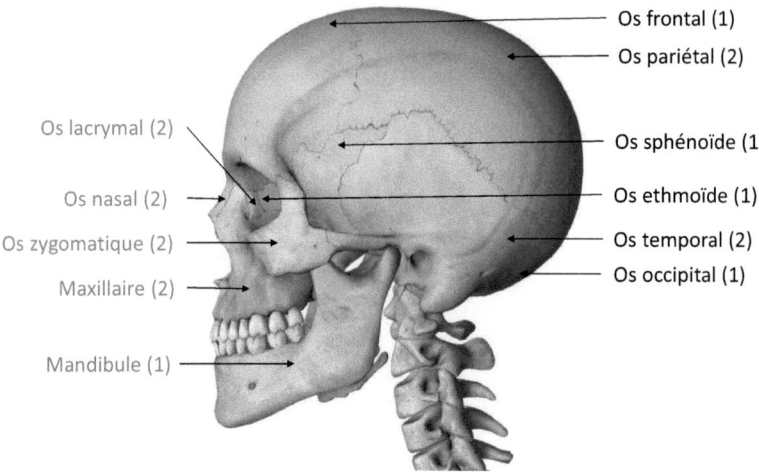

Os frontal (1)
Os pariétal (2)

Os lacrymal (2)

Os nasal (2)

Os zygomatique (2)

Maxillaire (2)

Mandibule (1)

Os sphénoïde (1)
Os ethmoïde (1)
Os temporal (2)
Os occipital (1)

A N A T O M I E – Coupe sagittale

Os de la face

Os du crâne (8)

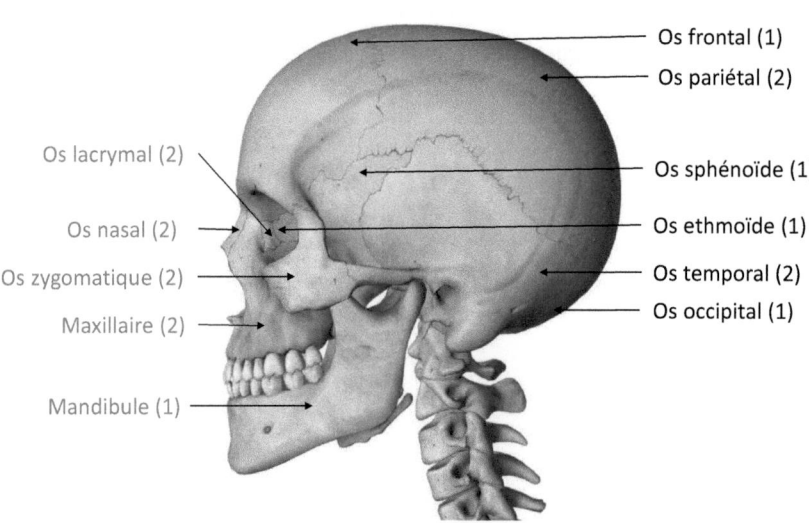

Os frontal (1)
Os pariétal (2)

Os lacrymal (2)

Os nasal (2)

Os zygomatique (2)

Maxillaire (2)

Mandibule (1)

Os sphénoïde (1)
Os ethmoïde (1)
Os temporal (2)
Os occipital (1)

Os du crâne

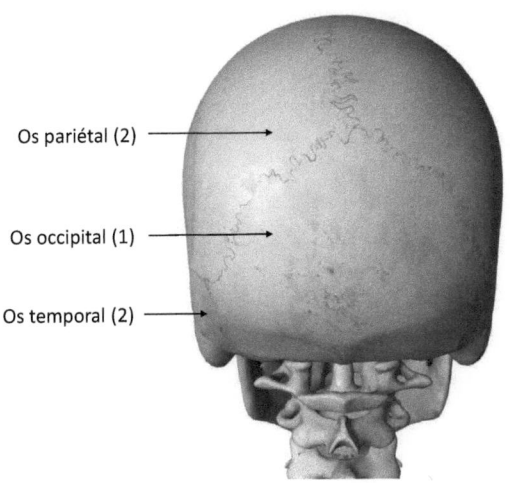

Os pariétal (2)

Os occipital (1)

Os temporal (2)

Les sutures

En dehors de la mandibule, seul os mobile de la face, les autres os du crâne sont accolés entre eux par leurs rebords qui s'emboîtent, et soudés par des articulations fibreuses appelées sutures :

- Suture métopique : il s'agit de la suture réunissant les deux moitiés de l'os frontal.
- Suture fronto-pariétale ou coronale : il s'agit de la suture entre l'os frontal et les deux os pariétaux.
- Suture sagittale : suture unissant les bords supérieurs des pariétaux.
- Suture lambdoïde : suture unissant le bord supérieur de l'écaille de l'occipital aux bords postérieurs des pariétaux.
- Suture fronto-nasale (entre os nasal et os frontal).
- Suture fronto-zygomatique (entre os zygomatiques et os frontal).
- Suture fronto-maxillaires (entre os frontal et maxillaires).
- Suture maxillo-zygomatiques (entre maxillaires et os zygomatiques).

Les points craniométriques

- Bregma : c'est le point de rencontre des sutures de l'os frontal et des pariétaux.
- Lambda : c'est le point de rencontre des sutures de l'os occipital et des pariétaux.
- Astérion : point craniométrique situé à l'intersection des sutures lambdoïde, temporo-pariétale et temporo-occipitale. Point de jonction des sutures qui relient le pariétal, l'occipital et le temporal.
- Autres points craniométriques : gnathion, nasion, obélion, inion, opisthion, basion, gonion, ptérion.

Les os du crâne sont reliés entre eux par des sutures fibreuses et élastiques chez l'enfant, soudées et rigides chez l'adulte. La suture de l'ensemble des os du crâne est achevée vers l'âge de 3 ans. Au-delà, le crâne continue d'évoluer, mais plus lentement.

La restriction de mobilité provoque à la longue une mauvaise vascularisation, une déshydratation de la zone osseuse et des sutures ; une forme de calcification ou densification. Une mauvaise irrigation du système nerveux provoque un dysfonctionnement neurologique, vasculaire, hormonal, psychologique...

A partir du crâne, les tensions peuvent descendre et affecter le cou, les trapèzes, les membres supérieurs, le sternum....

Dans les années 1920, William Sutherland, ostéopathe américain, a élaboré un concept de *thérapie crânio-sacrale*, selon lequel, les os de la boîte crânienne ne seraient pas soudés ensemble, mais au contraire **animés d'un mouvement infime à leur jonction (les sutures).**

Tout blocage de ce mouvement perturbe le flux du liquide cérébrospinal.

L'approche réflexe vise à réduire le stress grâce à une stimulation des terminaisons nerveuses du cuir chevelu ou bien entre les sutures crâniennes.

A N A T O M I E

Les points craniométriques

Suture squameuse

Suture lambdoïde

Astérion

Suture sagittale

Lambda

Suture coronale

Bregma

Système musculaire

L'équilibre de la tête, dont la masse n'est pas négligeable, est lié à l'action de certains muscles : celle, excentrique, des muscles postérieurs du cou et celle des muscles antérieurs du cou (muscles masticateurs et hyoïdien).

Chaque muscle est une bande élastique de chair qui se contracte et se détend en réaction à des signaux volontaires ou réflexes.

Les muscles commencent à se développer dès le début de la grossesse. Les cellules embryonnaires, les mésodermes, sont regroupées autour du système nerveux, se multipliant et se diversifiant en os, muscles et tissu conjonctif.

Si les os soutiennent le corps, ce sont les muscles qui permettent les mouvements. Un muscle est un tissu élastique, composé d'un faisceau de fibres. Les muscles sont des éléments moteurs qui créent un mouvement au sein de l'organisme, en se contractant et en se relâchant. Les muscles ont pour rôle de mobiliser les os autour des articulations en provoquant la contraction et la relaxation des faisceaux de fibres qui les constituent.

On distingue trois sortes de muscles : **les muscles squelettiques** (muscles volontaires), **les muscles viscéraux** (muscles involontaires) situés sur les parois de divers organes, comme les intestins et **le muscle cardiaque**, ou myocarde (ce muscle involontaire fonctionne sans aucune intervention de notre part).

La plupart des mouvements du corps résultent de la contraction et du relâchement de muscles qui travaillent en paires ou en équipes opposées. Lorsqu'un muscle se contracte, il se raccourcit et tire sur l'os. Comme il ne peut pas revenir à sa position initiale par lui-même, c'est le muscle opposé qui lui permet de se relâcher, en se contractant à son tour.

Quand un muscle travaille trop ou qu'il est déshydraté, il ne parvient plus à éliminer l'acide lactique (déchet provenant de l'oxygénation des muscles). Alors, il se contracte involontairement : c'est la crampe.

En effet, lorsqu'une personne est en colère, frustrée ou effrayée, son corps sécrète des substances chimiques qui contractent les muscles et les préparent à agir. Les muscles peuvent rester contractés et douloureux de façon chronique si l'on ne parvient pas à libérer ses émotions ainsi contenues. Ce type de stress affecte physiquement chacun d'entre nous de différentes manières. Certains souffrent alors du cou, d'autres éprouvent des douleurs dans les épaules et les bras, d'autres encore ressentent des spasmes musculaires dans le bas du dos.

De nos jours, les problèmes de santé sont souvent liés au stress. Une personne bien reposée souffre moins d'épuisement et de fatigue, elle est moins sensible au stress.

Plus nos mains deviennent sensibles, plus nous nous rendons compte que les muscles en bonne santé semblent élastiques, alors qu'un muscle tendu est plus dur et plus dense au toucher.

Les muscles de la tête (muscles de la face)

Tout muscle qui se respecte doit travailler, être mobilisé régulièrement pour rester ferme et tonique et pouvoir remplir pleinement leur rôle de soutien de la peau. En cas contraire, un muscle non-sollicité s'atrophie, perd son tonus, devient mou et relâché, se laisse envahir par la graisse et se trouve le premier responsable des traits tombants, trahissant sans équivoque le vieillissement de notre visage.

ANATOMIE

Muscles de la tête

Les muscles peauciers
sont nombreux au niveau
de la tête et constituent
les **muscles de la**
« mimique ».

Les muscles squelettiques
sont destinés aux
mouvements de la
mandibule et sont
appelés muscles
masticateurs.

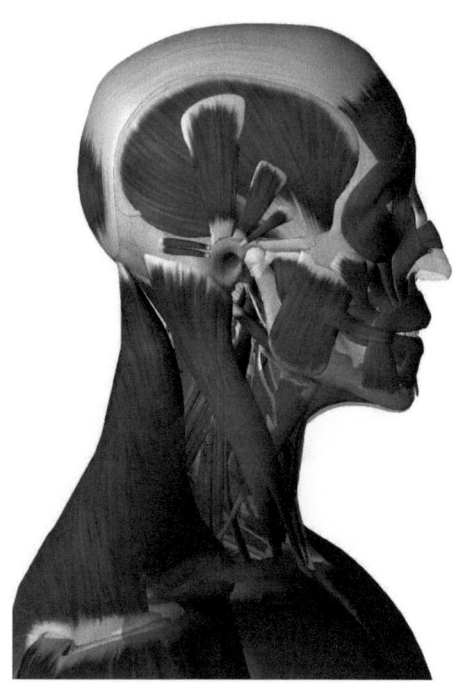

Les muscles peauciers sont nombreux au niveau de la tête et constituent les muscles de la « mimique », participant à l'expression du visage.

Les plus remarquables sont ceux qui entourent les orifices de la tête, tels les yeux, la bouche et le nez, car ils agissent comme des sphincters, qui ferment les orifices, et des dilatateurs, qui les ouvrent.

- Le muscle épicrânien, qui recouvre toute la voûte crânienne sous la peau, est le tendon intermédiaire du muscle occipito-frontal.
- Sur le front, le muscle procerus se contracte en déterminant les rides transversales et donne au sujet un aspect menaçant. Le muscle frontal est également nommé muscle de l'attention car il fronce (plisse) le front et soulève les sourcils.
- Le muscle occipital tire le cuir chevelu en arrière en se contractant.

- Le muscle occipito-frontal : muscle s'étendant sous la peau du front, depuis la galéa apnévrotique jusqu'au bord supérieur de l'orbite. En se contractant, il tend la galéa et intervient dans les expressions faciales en soulevant les sourcils et faisant apparaître les rides horizontales du front.
- Le muscle temporal : muscle large en forme d'éventail, s'insérant dans toute la fosse temporale. Ses fibres descendent en convergeant vers le processus coronoïde de la mandibule. Il permet de relever la mandibule pour la mettre en contact avec le maxillaire permettant la mastication.
- Sur les côtés de l'oreille existent trois muscles peauciers, peu développés, ne permettant que de faibles mouvements des oreilles.
- Autour de l'œil se trouve le muscle orbiculaire en forme d'anneau déterminant la fermeture des paupières (ferme les paupières et soulève les sourcils).
- Les muscles zygomatiques (muscles du rire) se situent sur la pommette et déterminent l'allongement de la fissure de la bouche et étirent vers le haut les coins de la bouche (remontée des commissures labiales et déclenchement du sourire).
- La lèvre supérieure est relevée par le muscle carré de la lèvre supérieure.
- Sur la mâchoire inférieure s'insère le muscle carré de la lèvre inférieure qui étire vers le bas et l'extérieur la lèvre inférieure.
- Le muscle orbiculaire de la lèvre inférieure s'insère aux coins de la bouche. Il est responsable des mouvements déclenchés pour embrasser ou sucer.
- Le muscle risorius donne au visage une expression de rire forcé.
- La bouche est entourée par un muscle en anneau, l'orbiculaire de la bouche, qui permet de fermer la bouche.

- Au niveau de joues, les muscles buccinateurs (entre les pommettes, le nez et la mandibule) permettent de ramener en arrière les coins de la bouche tout en serrant les lèvres, ce qui permet de souffler et de siffler.
- Sur le menton se trouvent les muscles mentonniers. Ils relèvent la peau du menton et avancent la lèvre inférieure.
- Les muscles peauciers du cou : retiennent et tendent la peau sous le menton.

Tous les muscles cités jusqu'ici sont innervés uniquement par le nerf facial.

Les muscles squelettiques sont destinés aux mouvements de la mandibule et sont appelés **muscles masticateurs**.

Ils sont au nombre de quatre, de chaque côté de la mandibule :
- Le muscle temporal qui permet de relever la mandibule pour la mettre en contact avec le maxillaire, permettant ainsi la mastication.
- Le muscle masséter qui, lui aussi, permet de relever la mandibule. Il joue un rôle essentiel pour la mastication.
- Les deux ptérygoïdiens (interne et externe) sont des muscles « paires ». Ils sont situés parallèlement au masséter, mais plus à l'intérieur des branches de la mandibule.

Les muscles du cou

Le cou est constitué d'un ensemble d'os, de muscles et de ligaments essentiels à la statique du corps. Le cou sert avant tout à maintenir la tête dans une bonne position grâce aux muscles suivants :
- Le muscle platysma (ou peaucier de Babinski), est un muscle plat situé sur la partie latérale du cou, juste sous la peau, qui s'étend de la mandibule à la clavicule. Il tire vers le bas et sur les côtés les coins de

la bouche, soulève la peau du cou en rides transversales et tire vers le haut la peau de la poitrine.

- Le muscle sterno-cléido-mastoïdien
- Les muscles sus-hyoïdiens
- Les muscles sous-hyoïdien
- Le muscle trapèze
- Le manubrium du sternum

La clavicule est cet os plat et allongé, articulant le sternum avec la scapula et servant de point d'insertion à de nombreux muscles du cou et du thorax.

Les ligaments sont les fibres qui relient nos os entre eux. Ils font partie de la vaste classe des tissus conjonctifs. Les tissus conjonctifs rattachent les organes et les autres tissus les uns aux autres, servant d'isolant, protégeant les zones vulnérables du corps et se chargeant du transport des nutriments et de l'énergie.

Le muscle sterno-cléido-mastoïdien : muscle situé sous le muscle cutané, naissant sur le processus mastoïde de l'os temporal et l'os occipital de la tête. De là, il descend en formant deux faisceaux : un qui part en direction du manubrium du sternum (partie supérieure du sternum où s'insèrent certains muscles du cou), l'autre en direction de la clavicule. Il permet de fléchir, d'incliner et de tourner la tête.

Le muscle long du cou : muscle allongé unissant les dernières vertèbres cervicales et les premières vertèbres thoraciques avec le processus mastoïde de l'os temporal. Il permet d'incliner la tête en arrière et sur les côtés.

Le muscle trapèze : muscle triangulaire et très large, couvrant presque tous les autres muscles de la nuque et une grande partie des muscles du dos. Il s'insère dans l'os occipital et dans les vertèbres cervicales et thoraciques. De là, ses fibres convergent vers l'épaule, où elles se fixent sur la scapula et la clavicule. Il permet de relever l'épaule et de tourner la tête sur le côté.

ANATOMIE

Muscles du cou : région antérieure

-Le muscle platysma
(ou peaucier du cou)

- Les muscles sus-hyoïdiens

- Les muscles sous-hyoïdiens

Stérno-cléido-mastoïdien (D)

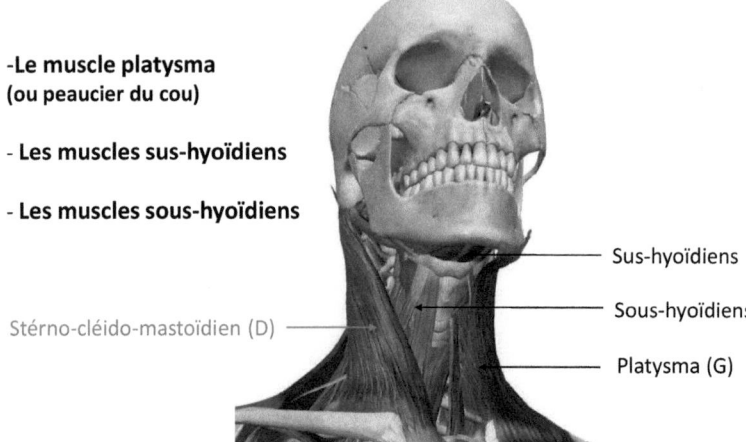

Sus-hyoïdiens

Sous-hyoïdiens

Platysma (G)

ANATOMIE

Muscles du cou – région latérale

- Le muscle sterno-cléido-mastoïdien

- Les scalènes (antérieur, moyen, postérieur)

Stérno-cléido-mastoïdien (D)

Scalènes (D)

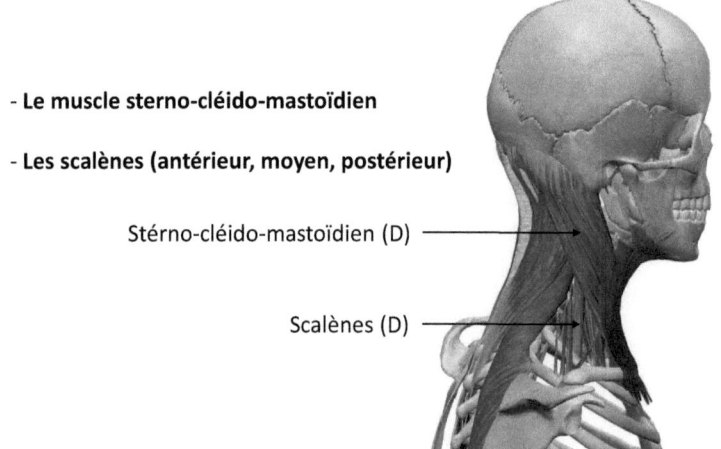

ANATOMIE

Muscles de la tête : masticateurs
Muscle temporal et aponévrose temporale

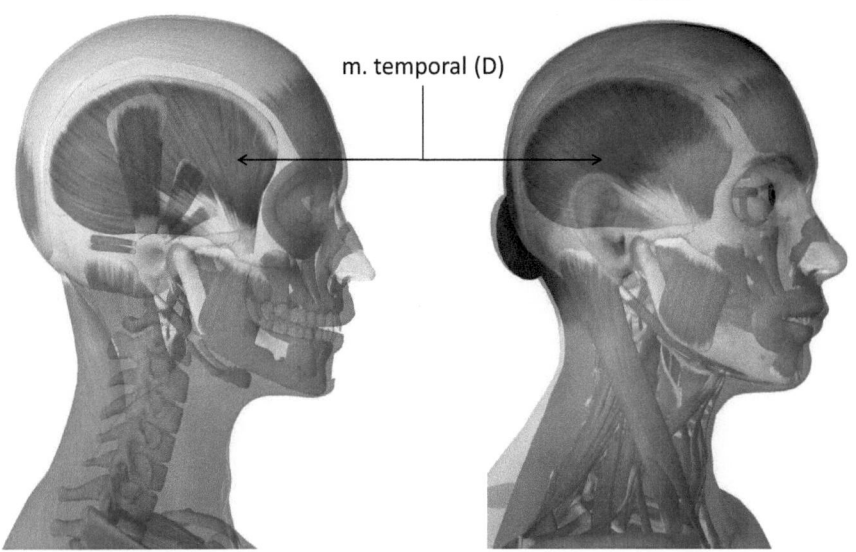

m. temporal (D)

Le fascia temporal : c'est une lame fibreuse qui recouvre la fosse temporale et enveloppe le muscle du même nom, auquel elle est étroitement fixée. Sa partie supérieure s'insère sur les os du crâne, sa partie inférieure sur l'arcade zygomatique.

Le muscle masséter : un des muscles de la mastication, se composant de deux faisceaux qui vont de l'arcade zygomatique des os de la face jusqu'à l'angle et la branche ascendante de la mandibule. Il permet de relever la mandibule et joue un rôle essentiel pour la mastication.

Son action principale permet l'élévation et la propulsion de la mandibule, fermant ainsi les mâchoires.

Le fascia massétérique : le masséter est recouvert d'un fascia qui se fixe sur le haut à l'arcade zygomatique, en arrière au bord postérieur de la branche mandibulaire, en bas à l'angle de la mandibule et en avant au bord antérieur de la branche et au processus coronoïde.

ANATOMIE

Muscles de la tête : masticateurs

Muscle masséter et fascia massétérique

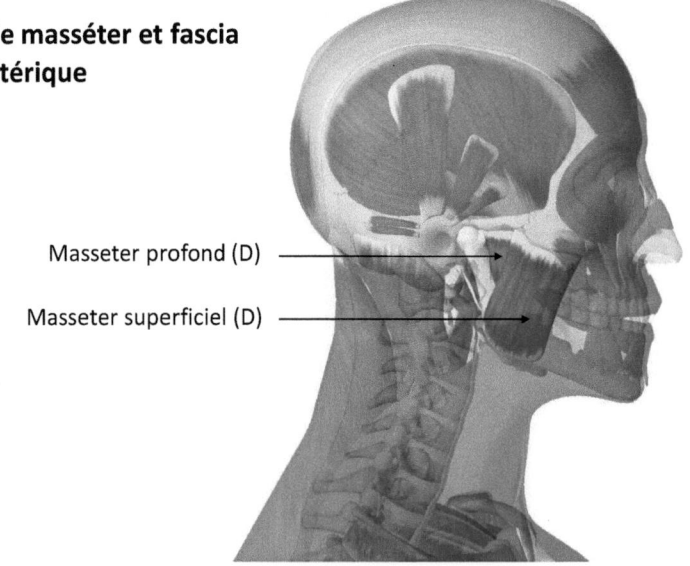

Masseter profond (D)

Masseter superficiel (D)

Système nerveux

Le système nerveux ressemble à un vaste réseau de communication à travers tout l'organisme.

Le système nerveux peut être divisé en deux parties principales :

- **Le système nerveux central**, comprenant l'encéphale (le cerveau, le cervelet et le tronc cérébral) et la moelle épinière.
- **Le système nerveux périphérique**, constitué de l'ensemble des nerfs qui naissent au niveau des centres nerveux.

Les nerfs se divisent en deux catégories : les nerfs moteurs, qui transmettent des messages du cerveau aux muscles et aux glandes, et les nerfs sensitifs, qui envoient les informations des organes des sens et de la peau au cerveau. Les nerfs qui partent directement du crâne sont appelés **nerfs crâniens** et ceux en rapport avec la moelle épinière, **nerfs spinaux**.

Les méninges sont trois membranes de tissu conjonctif qui recouvrent et protègent le système nerveux central, le cerveau et le cervelet, puis se prolongent autour de la moelle épinière jusqu'aux vertèbres lombaires. Elles contiennent une partie du liquide céphalo-rachidien et forment des cloisons à l'intérieur de la boîte crânienne.

Les nerfs du visage

**La tête et le cou sont innervés par :
les nerfs crâniens,
les nerfs vertébraux et
le tronc cervical sympathique.**

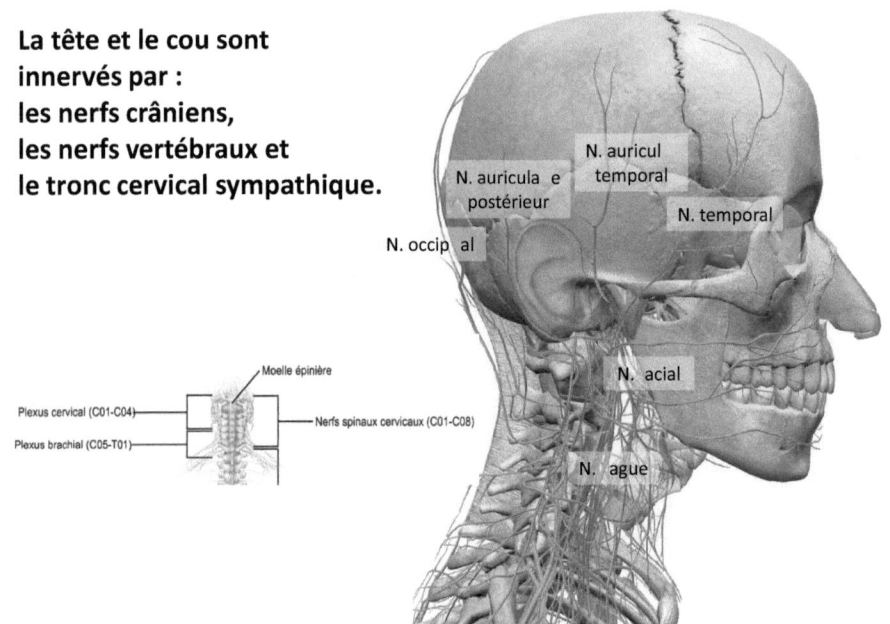

Le **nerf facial** : septième paire crânienne contenant des fibres parasympathiques et stimulant la sécrétion lacrymale, salivaire et nasale. Il anime les muscles mimiques de la face.

Le nerf glosso-pharyngien : neuvième paire crânienne possédant des fibres parasympathiques et atteignant les glandes parotides dont elles contrôlent la sécrétion. Ses fibres motrices innervent les muscles du pharynx et certains muscles de la langue. Sa partie sensitive innerve la muqueuse de ces mêmes organes.

Les branches oculaires du tronc sympathique : le système sympathique contrôle les muscles ciliaires de l'œil, en provoquant la dilatation de la pupille.

La branche salivaire du tronc sympathique : le système sympathique agit sur les glandes salivaires en diminuant la sécrétion de salive. C'est la raison pour laquelle la bouche se dessèche dans des situations de peur, suite à l'activation du système parasympathique.

Le nerf oculomoteur : troisième nerf crânien contenant des fibres parasympathiques contrôlant les muscles ciliaires de la pupille. Le système parasympathique provoque la contraction de la pupille.

Le nerf vague ou pneumogastrique : dixième paire crânienne sortant du crâne, descendant par le cou, le thorax et l'abdomen, complété par des branches innervant les différents organes de ces zones. La majorité des fibres du système parasympathique passe par le nerf vague, certaines passant par d'autres paires crâniennes.

Son territoire, très étendu, comprend les viscères du cou, du thorax et de l'abdomen. Il appartient au système nerveux végétatif (parasympathique) et ses fonctions sont capitales.

Le nerf trijumeau – le plus gros des nerfs crâniens est composé de trois branches qui se terminent toutes dans le pont (au niveau du tronc cérébral) : le nerf ophtalmique, le nerf maxillaire et le nerf mandibulaire. Il assure notamment l'acheminement des influx du toucher, de la douleur, de la température et de la proprioception. Il est également le moteur de la mastication.

Le nerf trijumeau (le nerf crânien V) est un nerf mixte, c'est-à-dire qu'il comprend des axones sensitifs et des axones moteurs. Il innerve la plus grande partie de la face et du cuir chevelu.

Le tronc sympathique : chaîne nerveuse située de chaque côté du rachis et formée d'une succession de ganglions s'étendant de la zone cervicale à la zone lombaire. Ces ganglions sont rejoints par des fibres nerveuses provenant de la moelle spinale, qui les relie aux centres de contrôle supérieurs, situés dans l'hypothalamus. Les nerfs atteignent les différents viscères émergeant des ganglions.

Système circulatoire : artères, veines, vaisseaux

Indispensable à la vie, le sang transmet de l'oxygène, des sels minéraux et des protéines aux milliards de cellules de notre corps, par un réseau complexe de vaisseaux sanguins : les artères, les veines et les capillaires.

Le sang est composé à 44,55% de globules rouges, à 0,45% de globules blancs et de plaquettes et à 55% de plasma.

Une artère est un large vaisseau qui transporte le sang riche en oxygène du cœur vers les cellules de l'organisme.

Une veine est un vaisseau qui ramène le sang pauvre en oxygène de l'organisme vers le cœur.

Un capillaire est un vaisseau microscopique qui relie les artères et les veines.

Les artères et les veines sont extensibles et élastiques, ce qui leur permet de jouer un rôle dynamique dans la circulation sanguine. Ces caractères sont plus marqués dans les artères car elles sont plus proches du cœur.

Tous les vaisseaux (à l'exception des capillaires) ont la même structure. Dans les gros vaisseaux (aorte, artères sous-clavières, veines caves) dominent les fibres élastiques, ce qui les rend peu dilatables mais très élastiques. En revanche, les veines de moindre calibre et les artérioles sont essentiellement constituées de fibres musculaires, ce qui permet, par la variation du calibre des vaisseaux, un phénomène de vasomotricité (vasoconstriction ou vasodilatation).

D'une manière générale, les veines sont moins épaisses que les artères car, contrairement à celles-ci qui doivent, en recevant l'onde sanguine, se dilater fortement pour pousser le sang jusqu'à la périphérie du corps, les veines reçoivent le sang après qu'il est passé par les capillaires.

Pompé vigoureusement par le cœur, le sang met environ une minute pour faire le tour complet de notre organisme. Rouge vif lorsqu'il est chargé d'oxygène, il est rouge foncé lorsqu'il retourne vers le cœur pour recommencer son cycle.

Système artériel – tête et cou

<u>Système circulatoire</u> : vue latérale droite

L'artère : large vaisseau qui transporte le sang riche en oxygène du cœur vers les cellules de l'organisme.

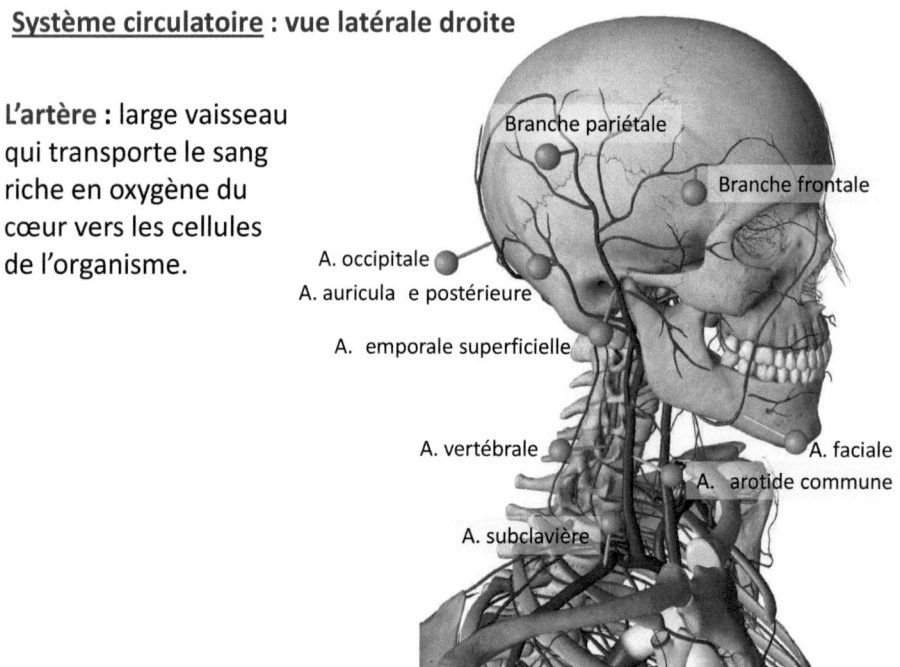

La vascularisation du crâne provient essentiellement de quatre artères : Deux artères carotides communes et deux artères vertébrales.
Le tronc brachio-céphalique : tronc artériel naissant de la partie la plus haute de l'arc de l'aorte et se divisant ensuite en deux branches : l'artère carotide commune, d'où partira presque toute l'irrigation artérielle de la tête,

et l'artère sub-clavière, qui donnera naissance à toutes les artères des membres supérieurs.

L'artère carotide commune : branche du tronc brachi-céphalique se dirigeant en partie supérieure vers le bord latéral du cou et apportant le sang à une moitié de la tête, donnant naissance aux artères carotides externe et interne.

L'artère carotide interne : artère naissant de l'artère carotide commune, au même niveau que la carotide externe.

Elle se dirige vers le haut et pénètre dans le crâne par le foramen carotidien.

Elle donne naissance à de nombreuses branches qui irriguent le cerveau, le bulbe de l'œil (artère ophtalmique) et d'autres structures intracrâniennes.

L'artère carotide externe : artère naissant de l'artère carotide commune et se dirigeant vers l'articulation mandibulaire où elle donne naissance à deux branches finales se dirigeant vers l'artère maxillaire, la zone temporale et la zone auriculaire. Elle comprend également des branches collatérales vers la thyroïde, le larynx, la langue, etc.

L'artère faciale : branche de la carotide externe bordant la mandibule et arrivant à la face, en passant près de la commissure des lèvres pour se terminer dans l'angle interne de l'œil. Elle donne naissance à des branches passant sous le menton qui irriguent le muscle masséter, les lèvres supérieure et inférieure, et les ailes du nez.

L'artère linguale : branche antérieure de l'artère carotide externe passant sous la mandibule et arrivant jusqu'à la langue.

L'artère maxillaire : artère naissant de la division finale de l'artère carotide externe. Après être passée sous l'arcade zygomatique, elle se dirige vers la cloison des cornets nasaux et pénètre dans le crâne par le foramen sphéno-palatin. Sur son parcours, elle donne naissance à de nombreuses branches qui se dirigent vers le tympan, la fosse temporale, les arcades dentaires et la langue, le palais, le muscle masséter, le pharynx. Une fois dans le crâne, elle émet aussi des branches méningées.

L'artère temporale superficielle : l'une des branches de la carotide externe au niveau de l'articulation mandibulaire. Elle monte le long de la zone temporale et donne naissance à des branches se dirigeant vers la face, l'articulation mandibulaire, le pavillon de l'oreille et la zone orbitaire, pour se diviser enfin en une branche frontale et une branche pariétale.

La branche frontale : rame antérieure des deux branches de l'artère temporale superficielle se dirigeant vers le front, où se distribuent ses nombreuses ramifications.

La branche pariétale : branche postérieure des deux branches de l'artère temporale superficielle, dont les nombreuses ramifications se dirigent vers la zone pariétale du crâne.

L'artère occipital : artère naissant de la face postéro-interne de l'artère carotide externe et se dirigeant vers l'arrière jusqu'à la zone occipitale.

L'artère auriculaire postérieure : artère naissant de la face postérieure de l'artère carotide interne et donnant naissance à certaines branches destinées à la glande parotide. Elle se termine par deux branches, une irrigant la région mastoïdienne et l'autre allant au pavillon auriculaire.

L'artère vertébrale : artère naissant de l'artère sub-clavière et se dirigeant vers le haut et l'arrière pour irriguer les muscles para-cervicaux. Elle pénètre ensuite dans le crâne par le foramen magnum et donne naissance à des branches irriguant les méninges, le tronc cérébral et le cervelet.

NOTE :

L'artère peut être « oppressée » par un fascia, lorsque celui-ci est tendu.

L'artère est un fascia qui, lors de chocs physiques ou psychologiques, se crispe et se recroqueville.

Une pression vasculaire lente et douce sur une artère suffit parfois à réharmoniser le système vasomoteur. Il existe un processus vasomoteur de diffusion réflexe le long des vaisseaux.

Système circulatoire : vue latérale droite

La veine : vaisseau qui ramène le sang pauvre en oxygène de l'organisme vers le cœur.

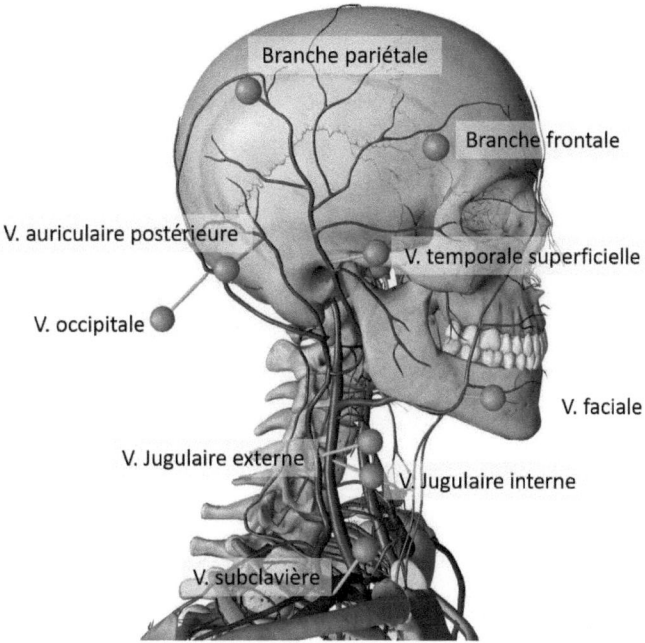

Branche pariétale

Branche frontale

V. auriculaire postérieure

V. temporale superficielle

V. occipitale

V. faciale

V. Jugulaire externe

V. Jugulaire interne

V. subclavière

Veines frontales : réseau de petites veines débouchant dans la veine faciale et recevant le sang veineux de la zone frontale.

Veines pariétales : veines constituant un réseau recueillant le sang veineux de la région sous-cutanée pariétale et débouchant dans la veine temporale superficielle.

Veine temporale superficielle : veine recueillant le sang veineux des veines pariétales et de la zone temporale. Elle rejoint la veine maxillaire interne pour former un tronc commun qui débouche dans la veine jugulaire externe, rejoignant ainsi le système de la veine jugulaire interne.

Veine maxillaire interne : veine recueillant le sang veineux de la zone maxillaire et rejoignant la veine temporale superficielle, avec laquelle elle forme un tronc commun débouchant dans la veine jugulaire externe.

Veine faciale : veine naissant à l'angle inférieur de l'œil et qui, après avoir parcouru la zone faciale, débouche dans la veine jugulaire interne. Elle est rejointe sur son parcours par les veines linguales et thyroïdiennes.

Veine vertébrale : veine descendant le long du cou, parallèlement au rachis, et recueillant le sang veineux de cette zone. Elle débouche, avec la veine jugulaire externe, dans la veine sub-clavière.

Veine jugulaire externe : veine parcourant la zone externe et superficielle du cou, et débouchant en amont de l'union de la veine sub-clavière avec la veine jugulaire interne. Elle naît de la confluence de veines provenant des zones occipitales, temporale, maxillaire et de branches de la veine jugulaire interne.

Veine jugulaire interne : veine recueillant le sang veineux des sinus intracrâniens, qui drainent toutes les structures du crâne. Elle sort de la boîte crânienne par le foramen lacerum postérieur, descend au côté des carotides jusqu'au tronc brachio-céphalique, recevant sur son parcours les veines de la thyroïde, de la langue, de la face, des zones temporales, maxillaire, etc.

Veine sub-clavière : veine provenant du bras et débouchant dans le tronc brachio-céphalique. Elle reçoit les branches des zones scapulaire, thyroïdienne, intercostale.

Tronc veineux brachio-céphalique : tronc commun formé par l'union des veines jugulaires et sub-clavière.

Les sinus duraux – les draineurs du cerveau

Ces canaux veineux, creusés dans l'épaisseur de la dure-mère au niveau de larges gouttières que présente la face interne du crâne, drainent le sang veineux cérébral ainsi que le liquide cérébro-spinal.

Système lymphatique

La tête et le cou, avec toutes les glandes et les organes qu'ils renferment, sont drainés par un réseau complexe de vaisseaux et de nœuds lymphatiques. Le système lymphatique transporte des liquides et des substances dissoutes, notamment des protéines, provenant des différents tissus de l'organisme. Complémentaire du système artériel et veineux, il est constitué d'un réseau de vaisseaux propres parcourus par le liquide lymphatique, ou lymphe, qui est déversé ensuite dans le sang.

Vaisseaux lymphatiques : canaux parcourant la totalité du corps, selon un trajet quasiment parallèle à celui du système veineux, et recueillant la lymphe provenant des capillaires lymphatiques.

Capillaires lymphatiques : petits canaux semblables aux capillaires veineux naissant dans tous les tissus de l'organisme et recueillant la lymphe pour l'emmener vers des vaisseaux lymphatiques plus importants.

Nœuds lymphatiques : renflements présents sur les vaisseaux lymphatiques, et répartis tout au long du réseau lymphatique. Ils filtrent la lymphe et en éliminent les éléments étrangers à l'organisme.
Bien qu'il existe des nœuds lymphatiques dans toutes les zones du corps, les plus importants se situent au niveau de zones précises, comme les zones inguinale, cervicale, axillaire, etc.

Ganglions cervicaux : plusieurs groupes de ganglions lymphatiques qui filtrent la lymphe provenant de la tête. Ils se situent dans la zone latérale du cou, dans la région mandibulaire, dans la zone de la nuque, dans la région parotidienne et dans d'autres régions cervicales.

Le système lymphatique : les ganglions

Les ganglions se situent dans des zones spécifiques, à proximité de nerfs ou de vaisseaux sanguins. **Au niveau de la tête, ils se situent dans la zone latérale du cou, dans la région mandibulaire, dans la zone de la nuque, dans la région parotidienne et dans d'autres régions cervicales.**

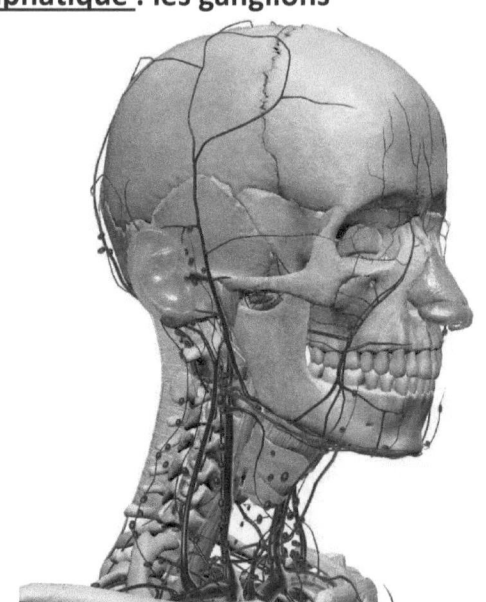

1. Ganglions parotidiens

2. Ganglions mastoïdiens

3. Ganglion occipital

4. Chaîne du nerf spinal

5. Chaîne et voie jugulaire interne

6. Chaîne et voie cervicale transverse

7. Ganglion naso-labial

8. Ganglions sous-maxillaires

9. Ganglion sous mentonnier

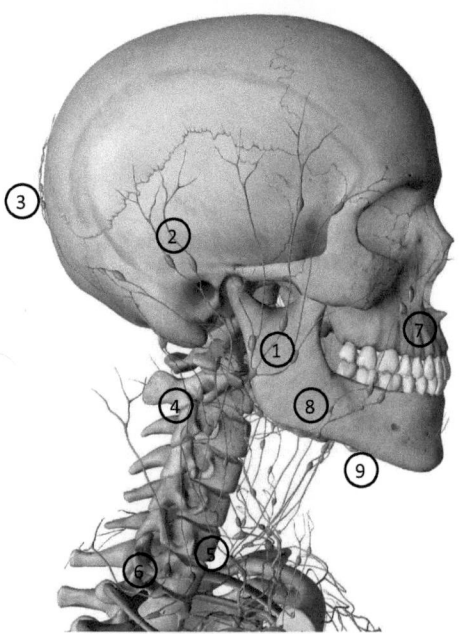

Le mouvement drainant

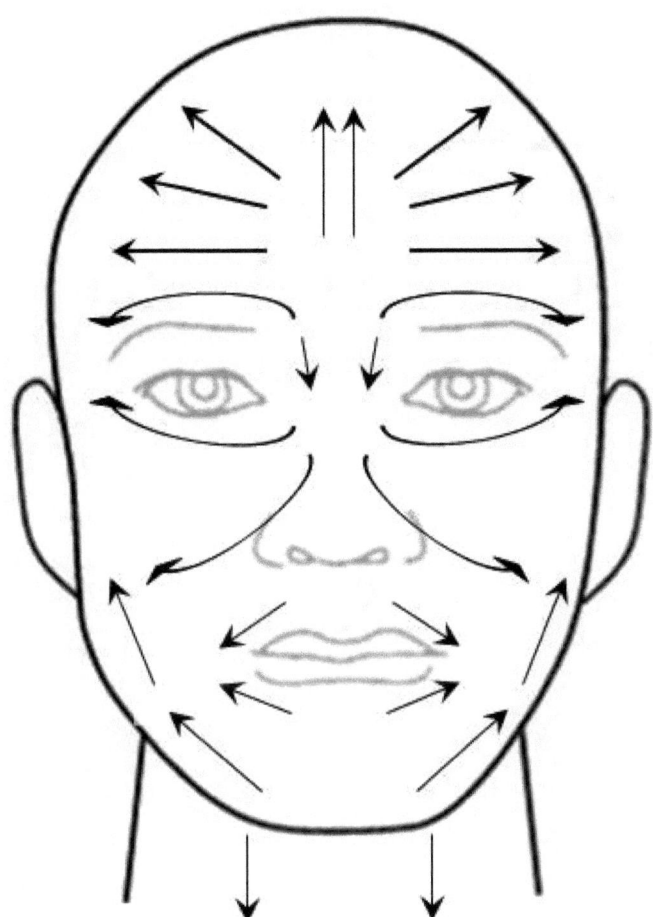

Dessin Elisabeth Breton

TROISIEME PARTIE

Topographie corticale et stimulation réflexe

Dans l'exercice de son travail, le réflexologue utilise des planches ou des cartes réflexologiques comme support afin de mieux repérer et localiser les points ou les zones réflexes. Il existe plusieurs « cartographies réflexologiques » établissant une correspondance entre les zones réflexes des pieds, des mains ou du visage avec les organes du corps.

Ces planches de points ou zones réflexes reflètent l'organisation anatomique du corps, projetée sur ses extrémités (pieds, mains et visage).

Il existe une autre cartographie intéressante pour le travail du réflexologue dénommée la « *topographie corticale* » **où chaque segment de l'aire motrice et de l'aire sensorielle du cortex cérébral est associé à une partie du corps.**

L'influx nerveux parvient aux aires du cerveau, appelées **aires de Brodmann**.

Il existe au niveau des replis sinueux du cortex cérébral, sur le gyrus (circonvolution cérébrale), une topographie correspondant à notre corps, sous une forme distordue. On parle alors de somatotopie sensitive comparable à celle de **l'homonculus de Wilder Penfield.**

Le canadien Wilder Penfield, neurochirurgien, et son collaborateur Rasmussen ont réalisé une cartographie corticale exacte grâce aux stimulations électriques directes du cortex chez des malades conscients.

Quand un courant est appliqué sur une zone corticale, il engendre une réponse qui sera classée sensorielle ou motrice.

Voir l'homonculus de Penfield (1957).

http://afppe.poitou.online.fr/Site%20A.F.R.H.A/anat-homonculus.htm.

Une surface de cortex correspond à une surface du corps, mais la représentation d'une partie du corps est d'autant plus étendue sur le cortex que la sensibilité est fine, complexe, riche dans la zone corporelle considérée : par exemple, la représentation (imagée) des pieds est plus grande que celle des jambes. Ainsi, la majeure partie du corps peut être projetée sur le cortex, au niveau des deux homonculus. Ces distorsions sont dues au fait que certaines régions du corps sont plus innervées que d'autres, car elles nécessitent une plus grande précision de commande. Chez l'homme, les régions sensorielles ou motrices consacrées à la face ou aux mains sont très étendues, alors que le dos, est, pour sa part, peu représenté.

Hypothèse présentée par Elisabeth Breton :
Nous pouvons supposer que la topographie corticale peut avoir un lien « direct » avec la cartographie des points et des zones réflexes plantaire, palmaire, faciale et crânienne. Les flux « neuro-réflexes » produits par les pressions de stimulation rythmées, cadencées, et répétitives deviennent des messages qui vont en quelque sorte cheminer, tout d'abord vers le cerveau via le réseau du système nerveux périphérique et central, puis vers les organes et les glandes via le réseau du système neurovégétatif.

Ces informations feront relais au thalamus (passage obligé de tous les messages captés par les sens) avant d'aller dans une aire de projection du cerveau et apporter une information consciente.
Situé en position intermédiaire entre cortex et tronc cérébral, le thalamus a principalement une fonction de relais et d'intégration des afférences sensitives et sensorielles ainsi que des afférences motrices. Il possède également une fonction de régulation de la conscience, de la vigilance et du sommeil.

Le thalamus relaie les entrées sensitives en provenance du corps et les envoie au cortex somato-sensoriel où naissent les sensations. Le thalamus envoie des impulsions électriques d'une fréquence comprise entre 8 et 12 hertz, appelées onde alpha, qui modulent les sensations. Les ondes alpha, ces impulsions électriques gérées par le thalamus, filtrent les sensations corporelles.

Le rythme alpha se manifeste lorsque la personne éveillée ferme les yeux et se détend, ce qui est souvent le cas lors des séances en réflexologie.

Note :

Les activités électriques cérébrales rythmiques sont classées selon leur fréquence :

Alpha *: fréquences comprises entre 8,5 et 12 Hz. Elles caractérisent un état de conscience apaisé, et sont principalement émises lorsque le sujet a les yeux fermés*

Beta *: correspond aux fréquences supérieures à 12 Hz (et généralement inférieures à 45 Hz). Elles apparaissent en période d'activité intense, de concentration ou d'anxiété*

Les fréquences supérieures à 24 Hz, généralement autour de 40 Hz sont parfois dénommées **Gamma***. Elles ont été récemment impliquées dans les processus de liage perceptif*

Delta *: fréquences jusqu'à 4 Hz, normales chez le très jeune enfant, elles peuvent ensuite caractériser certaines lésions cérébrales*

Thêta *: fréquences entre 4,5 et 8 Hz. On les observe principalement chez l'enfant, l'adolescent et le jeune adulte. Elles caractérisent également certains états de somnolence ou d'hypnose.*

A ce jour, nous ne sommes pas en mesure de prouver scientifiquement si l'activité par la stimulation réflexologique peut agir de manière positive sur la santé, comme l'ont prouvé les neurosciences pour l'exercice de la méditation.

Néanmoins, nous pouvons citer une étude récente et très intéressante sur le **changement de connectivité fonctionnelle cérébrale après une session de réflexologie plantaire lors d'un essai contrôlé randomisé (Mathilde Boussac, Emeline Descamps).**

« Dans l'objectif de comprendre les effets spécifiques et les mécanismes sous-jacents à la réflexologie plantaire, la connectivité fonctionnelle de repos de différents réseaux cérébraux ainsi que différentes mesures électro-physiologiques et de bien-être ont été étudiées. Pour cela une séance brève de réflexologie plantaire a été réalisée dans une population de volontaires sains, en comparaison d'une séance de massage fictif (contrôle). A la suite des deux interventions, cette étude a montré un changement de connectivité fonctionnelle au niveau des réseaux par défaut, sensorimoteur et d'un réseau lié à la douleur nouvellement proposé, indépendamment du groupe. Une amélioration de différents paramètres biologiques et du bien-être subjectif des sujets a aussi été mise en évidence après la réflexologie plantaire comme le massage, ce qui tend à mettre en avant un effet de prise en charge globale des interventions non-médicamenteuses. Ces résultats sont prometteurs en vue de prochaines études sur des populations de patients ».
Article publié dans la revue HEGEL 2023/4 (N°4).

Les influx neuro-réflexes laissent des empreintes dans le cortex cérébral, en modulant la topographie corticale étroitement liée avec le schéma corporel et l'image de soi. Chaque organe se projette sur le cortex somato-sensoriel. En stimulant les zones réflexes plantaire, palmaire, faciale ou crânienne, les flux « neuro-réflexes » vont cheminer long des fibres nerveuses jusqu'à la correspondance organique « projetée » sur la topographie corticale (les homonculus de Penfield).

D'un côté nous avons donc la cartographie réflexologique qui reflète le corps humain en miniature, projetée sur les pieds, les mains ou le visage ; et de l'autre une topographie corticale qui reflète le corps humain « déformé » en fonction des perceptions sensitives ou motrices.

Cela peut expliquer les perceptions qu'une personne, lors d'une séance de massage, ressent de son corps ou d'une partie de son corps. Pendant toute la séance, la personne recevra des informations et percevra son **schéma corporel** au travers de cette topographie corticale étroitement liée avec la cartographie réflexologique.

Il s'est avéré qu'à l'arrivée d'un signal annonçant un plaisir ou une sensation de bien-être (donc après un traitement sensoriel par le cortex), l'activité d'une région particulière du mésencéphale, **l'aire tegmentale ventrale (ATV),** se trouve augmentée.

Ce sont les neurones de cette région qui synthétisent la **dopamine** (favorisant l'envie et le désir) que leurs axones dirigent ensuite dans **le noyau accumbens**. Ce dernier constitue avec l'aire tegmentale ventrale le maillon central **du circuit de la récompense**.

En terme neuro-anatomique, ce faisceau fait partie du **« *medial forebrain bundle (MFB)* »** dont l'activation mène à la **répétition de l'action gratifiante pour en consolider les traces nerveuses.**

Pour que l'espèce humaine survie, il a fallu au cours de son évolution que les fonctions assurant la survie (nourriture, reproduction, sommeil, etc.) procurent du plaisir, afin que l'humain ait envie de les reproduire régulièrement. Il s'est donc constitué dans le cerveau ce que les scientifiques appellent le circuit de récompense.

Etablissant une communication entre le système limbique (partie gérant la mémoire et les émotions) et le cortex préfrontal (gérant les apprentissages et la cognition, c'est-à-dire tout ce dont nous sommes conscients), ce circuit de récompense repose sur la stimulation ou l'inhibition de neurotransmetteurs (dopamine, opioïdes, GABAergiques), à l'origine de sensations de bien-être, voir également l'endorphine (hormone de plaisir et de l'extase), les hormones de l'amour – ocytocine, vasopressine et sérotonine.

Nos émotions et nos sensations physiques puisent leur source dans notre cerveau.

Lorsque l'information est analysée et interprétée dans les sphères cérébrales, elle continue à être véhiculée aux travers des réseaux du système nerveux (voies réflexes tissulaires et voies réflexes vasculaires).

Suite à ces pressions réflexologiques, la personne peut ressentir une détente vasculaire (par exemple une sensation de chaleur), une détente tissulaire (par exemple une impression de s'enfoncer sur la table de massage) ou bien sentir ces deux formes de détente simultanément.

Zones réflexes de la tête

Tout comme les zones réflexes des pieds, des mains, du nez et des oreilles, celles du visage sont liées à des organes et parties du corps qui peuvent être influencés par leur biais.

Le Réflexe c'est la réponse, la réaction d'un organe, d'un muscle ou d'une glande à un stimulus qui lui a apporté le courant « électrique ou énergétique ». Il s'agit de la transmission à travers le système nerveux d'un signal partant d'un point précis et déterminant une réaction dans un autre point.

Le réflexe part d'un récepteur périphérique, en général placé sur la peau, grâce à une pression exercée sur une terminaison nerveuse dont l'impulsion va cheminer le long d'un trajet faisant intervenir les régions subcorticales (*thalamus*) et le cortex cérébral.

La réaction, c'est-à-dire la réponse, sera une action hormonale, une contraction ou une décontraction musculaire, une vasoconstriction ou une vasodilatation, ou encore la stimulation d'une fonction.

Les techniques réflexes de relaxation et/ou de stimulation du visage activent la microcirculation. Le sang est chargé d'apporter des éléments nutritifs à la cellule (principalement oxygène, sucre) et d'éliminer les déchets (CO_2). Le transport est assuré par les artères pour l'apport nutritif, et par les veines et le réseau lymphatique pour l'élimination. Mais c'est au niveau de la microcirculation que se font les échanges. La microcirculation, puisqu'elle assure les échanges nutritionnels, se situe dans toutes les structures du corps : muscles, os, organes… et pas seulement dans la peau.

La substance fondamentale passe de l'état de gel à l'état liquide en fonction de la quantité de protéines ou d'autres composantes qui arrivent et qui repartent ; d'un espace à l'autre, des endroits sont liquides et d'autres sous forme de gel. De façon physiologique, ces états mutent en permanence. L'acidité du terrain (alimentation, accumulation de toxines, troubles circulatoires) va entraîner un effet de gel. Lorsque la substance fondamentale est prise en gel, la microcirculation n'est pas optimale et donc les échanges se font moins facilement. Les échanges se font naturellement, en fonction des différentes pressions hydrauliques et des contraintes du tissu conjonctif.

Un double effet : à la fois une oxygénation et une détoxination des tissus environnants. Lorsque la microcirculation est relancée, les tissus sont plus souples, plus « moelleux » ; cela ramène de la chaleur. La peau retrouve une coloration plus rosée.

Il faut savoir que sous l'effet de la répétition de stress, les crispations des muscles peauciers augmentent, le Ph du tissu conjonctif s'acidifie, entraînant une stagnation des liquides, une perte d'élasticité et de souplesse. Un tissu stagnant est un tissu qui a perdu sa mobilité profonde.

Plus le mouvement interne des fascias devient ample, plus on redonne de la souplesse et de la globalité dans toute l'étendue. Une peau et des fascias rythmés optimisent le drainage naturel et les échanges cellulaires.

Une pression adaptée est très importante. Pas assez de pression et le mouvement n'est pas ressenti, ni déclenché ; trop de pression et on « étouffe la perception » du mouvement. Il faut développer une pression « juste » qui permet de déclencher le mouvement des liquides, le relâchement musculaire et tissulaire, afin d'animer le pouls réflexe fonctionnel vital de nos organes et de nos glandes.

Tête – représentation du corps humain

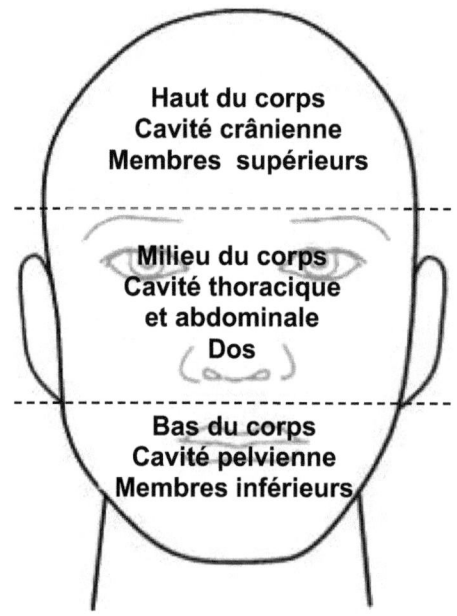

Dessin Elisabeth Breton

Haut du visage : région du front et des sourcils.

Maux de tête, troubles hormonaux, nez bouché.

Zones réflexes : cavité crânienne, tête, cerveau, cervelet, hypophyse, les aires de brodmann, cou, thyroïde et parathyroïdes, gorge, cordes vocales, larynx, pharynx, trachée, sternum, glande de thymus, ceinture scapulaire, membres supérieurs.

Milieu du visage : région des yeux, des joues et du nez.

Fatigue oculaire, douleur des tempes, gonflement des yeux (rétention d'eau), problème d'écoulement nasal ou excès des larmes (trop ou peu), cernes, fatigue physique, asthénie, coloration foncée du teint.

Zones réflexes : cavité thoracique et abdominale, diaphragme, reins, poumons, poitrine, glandes mammaires, sternum, estomac, rate, pancréas, cœur, plexus cardiaque, thymus, foie, intestin grêle, gros intestin, colonne vertébrale et muscles du dos.

Bas du visage : région de la mâchoire et du menton.

Inconfort intestinal, ventre gonflé, boutons, règles difficiles, sueur, rides accentuées chez les fumeurs.

Zones réflexes : cavité pelvienne, plexus pelvien, uretères, vessie, gros intestin, côlon, rectum, anus, prostate, organes génitaux et membres inférieurs.

Ovale du visage : en rapport avec le système neuro-musculo-squelettique, vasculaire et lymphatique :

-des membres supérieurs (épaule, bras, coude, mains) – partie haute du contour du visage,

-des membres inférieurs (hanche, cuisse, jambe, genou, pied, talon), le bassin – partie basse du contour du visage.

Projection des Zones réflexes du visage

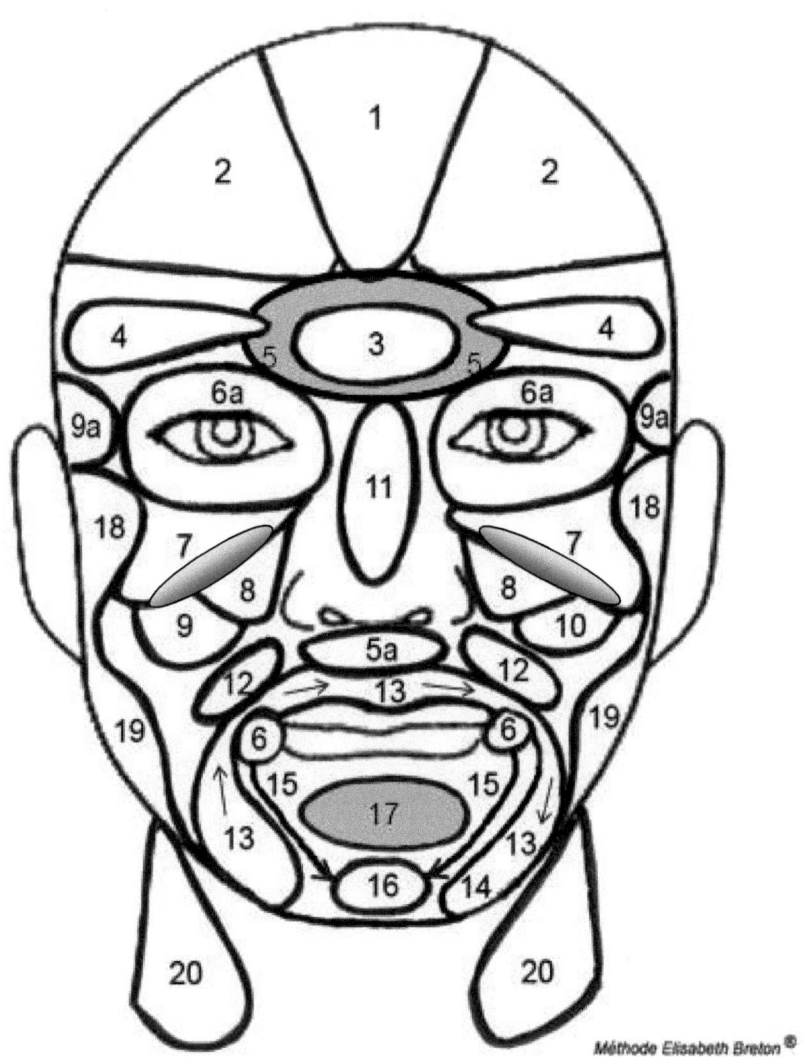

Méthode Elisabeth Breton ®

1. Cavité crânienne, plexus crânien et aires de Brodmann
2. Cerveau et correspondance aux cinq sens (la vue, l'ouïe, l'odorat, le goût et le toucher), homonculus de Penfield (cartographie corticale)
3. Glandes endocriniennes (Thyroïde et parathyroïdes), cou et gorge
4. Ceinture scapulaire, épaules, bras, trapèze (dos)

5. Cœur, plexus cardiaque, thymus / 5a. Indicateur supplémentaire pour le bilan

6. Reins et glandes surrénales / 6a. Indicateur supplémentaire reins et en rapport avec les seins, la poitrine, les glandes mammaires.

7. Poumons, bronche, cage thoracique, côtes, diaphragme (zone grisée)

8. Estomac, pancréas

9. Foie – Vésicule biliaire / 9a. Indicateur supplémentaire pour le bilan

10. Rate

11. Colonne vertébrale, muscles du dos (face postérieure) et sternum, côtes, diaphragme (face antérieure)

12. Intestin grêle

13. Colon ascendant, transverse, descendant, et colon sigmoïde

14. Rectum – Anus

15. Uretères (grande virgule : 6, 15 et 16 – trajectoire d'élimination rein-vessie)

16. Vessie

17. Plexus pelvien, organe de reproduction (ovaires, utérus, prostate, testicules), cavité pelvienne

18. Membres supérieurs (système musculo-squelettique, vasculaire et lymphatique)

19. Membres inférieurs (système musculo-squelettique, vasculaire et lymphatique)

20. Ganglions lymphatiques de la tête et du tronc

Techniques réflexes

L'approche réflexe vise à réduire le stress grâce à une stimulation des terminaisons nerveuses du cuir chevelu ou entre les sutures crâniennes.

Une lésion d'un tissu provoque une « libération » des substances chimiques qui vont exciter des récepteurs situés à la périphérie de tous nos organes. Cette stimulation va se traduire en *impulsions électriques* qui vont cheminer par les fibres nerveuses des nerfs périphériques pour rejoindre la moelle. Le message est alors traduit en un langage chimique compris par des récepteurs portés par d'autres neurones. Les neurones moteurs reçoivent le message douloureux. Ils ordonnent alors aux muscles qu'ils contrôlent de réagir : c'est **l'activité réflexe**.

Il y a des systèmes de contrôle qui peuvent amplifier ou calmer le message douloureux. On distingue :
- des récepteurs qui perçoivent les informations
- des voies sensitives qui transmettent les informations vers les centres
- des centres qui analysent les informations et y répondent
- des voies motrices qui conduisent la réponse jusqu'aux organes effecteurs.

La vie, c'est le mouvement, et le mouvement ne peut exister que grâce à l'intervention des muscles. La contraction musculaire suppose nécessairement l'existence d'appuis osseux, c'est-à-dire l'existence d'un appareil neuro-musculo-squelettique.
La douleur musculo-squelettique est rarement due aux os, à moins qu'ils ne soient brisés ou en mauvais état. La cause de la douleur est à rechercher dans les muscles et les tissus qui s'y connectent (tendons et ligaments), et plus spécialement dans les articulations.

Les muscles représentent les plus grands consommateurs d'énergie et l'économie du corps.

C'est au système nerveux (ortho)sympathique et au système hormonal (glandulaire) que revient la responsabilité, surtout thermorégulatrice, d'adapter à tout moment l'activité viscérale, circulatoire et métabolique, aux exigences musculo-squelettiques.

Déceler et détecter **une rétraction du tissu conjonctif** demande une pratique régulière. Le praticien devra faire preuve de sensibilité tactile, d'acuité visuelle et de dosage.

Techniques Réflexes du visage

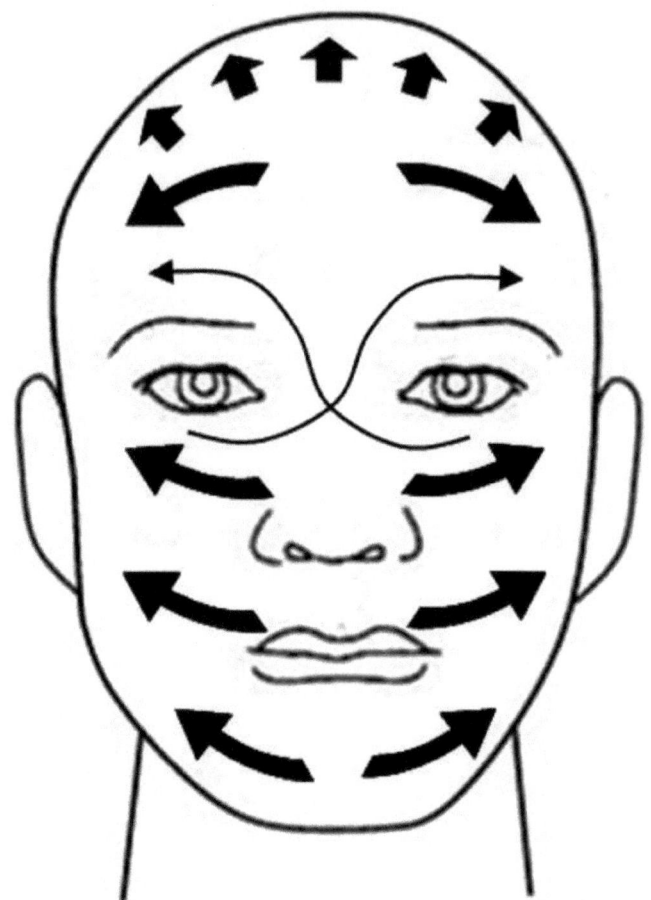

Dessin issu des cours d'ostéopathie de l'Institut R.O.R.I

Les Techniques réflexes du visage peuvent être effectuées, sans utilisation d'huile de massage (à sec donc), **pour réveiller, stimuler et drainer le tissu conjonctif**. C'est une méthode très efficace pour activer la microcirculation.

Note : Attention aux ongles, ces gestes doivent être effectués par les coussinets de l'extrémité des doigts (la pulpe).

NOTE :

Le réflexologue doit s'abstenir de tout diagnostic et ne doit pas perdre du vue que le traitement des maladies est du ressort du médecin.

Le réflexologue est dans la mesure de constater certains troubles dus au stress et d'apaiser certaines tensions. Une zone douloureuse ne veut pas forcément dire que l'organe associé est malade. Il peut tout simplement s'agir d'un signe de fatigue lié au surmenage, au stress ou même de séquelles d'une ancienne blessure à cet endroit.

Le réflexologue doit également s'abstenir de tout diagnostic « psychologique » et ne doit pas perdre du vue que le traitement de troubles psychologiques est du ressort des professionnels de la santé (médecins, psychologues ou psychiatres).

CONCLUSION

Bienfaits de la Réflexologie Faciale et Crânienne

La réflexologie faciale et crânienne apporte une détente profonde physique et psychique, une libération émotionnelle et une sensation de bien-être général.

Indications :
- Douleurs et tensions musculaires de la tête et de la nuque dus au stress (collaboration possible avec les kinésithérapeutes et/ou les ostéopathes)
- Grincement ou serrement des dents (bruxisme)
- Fatigue oculaire, tension oculaire
- Fatigue mentale, lassitude, baisse de moral
- Nez bouché
- Maux de tête dus au stress
- Troubles d'humeur, état anxieux,
- Troubles hormonaux
- Tension nerveuse, surmenage
- Drainage tissulaire après des soins en chirurgie réparatrice faciale ou en chirurgie esthétique de la face (collaboration possibles avec les médecins)
- Sensibilisation à l'image de soi et schéma corporel (collaboration possible avec les psychologues)

Contre-indications :
- Abcès, Herpès
- Affection nécessitant une intervention chirurgicale
- Infection grave et maladie s'accompagnant d'une forte fièvre
- Processus inflammatoire touchant le système vasculaire et lymphatique
- Certains cancer *(risque de formation de dispersion de foyers)*

- Dépressions graves
- Grossesse à risque, et les 3 premiers mois de grossesse
- Troubles importants d'ordre psychiatrique

<u>Réactions possibles après la séance</u> :
- Grande fatigue avec un désir de dormir
- Courbature, état fébrile de courte durée,
- Démangeaisons, irritations
- Etat émotionnel changeant (tristesse ou euphorie, excès de colère, de rire ou de pleurs)

Biographie de l'auteur

Elisabeth Breton, criminologue de formation universitaire, s'oriente depuis 2001 vers le domaine de la Prévention, Gestion du stress et Bien-être de la personne.

En 2007, elle s'initie à l'ostéopathie, à l'Institut R.O.R.I. (Richard Osteopathic Research Institute), où elle a suivi et reçu l'enseignement des techniques réflexes conjonctives, périostées et dermalgies viscéro-cutanées.

Elle se spécialise dans les techniques réflexes de relaxation et de stimulation issues de l'ostéopathie.

Depuis 2008, elle propose des formations de relaxologue et de réflexologue.

En 2015, son centre de formation obtient le premier Titre RNCP de réflexologue (Certification professionnelle reconnue par l'Etat).

Elisabeth Breton est présidente de l'Association des Réflexologues RNCP (ARRNCP) et de l'association « La Fontaine du Bien-être ».

Co-fondatrice de la Collégiale des fédérations et des syndicats de réflexologie.

Elisabeth Breton est membre :
- de l'Association Française de criminologie
- de l'Association internationale des criminologues de langue française
- de l'Association La Douleur et le Patient Douloureux (LDPD)
- du Réseau Citoyen de l'Agence MCA (RC-AMCA)
- du Groupe d'Evaluation des Thérapies Complémentaires Personnalisées (GETCOP)
- de la Chambre des Praticiens de la Santé Durable

Spécialisée en :

- Gestion du Stress et de l'Anxiété, à SYMBIOFI (Interactive emotional self-therapy, Innovative Solutions for Stress), partenaire du CHRU de Lille
- Gestion Médicale du Stress, à AEMI (Académie Européenne Médecine Intégrative).

Participation aux congrès scientifiques depuis 2015 :

- Anti-aging Medicine European Congress (AMEC)
- Groupe d'Evaluation des Thérapies Complémentaires Personnalisées (GETCOP)
- Intervention Non Médicamenteuses (ICEPS, NPIS)

Elisabeth Breton est auteure et co-auteure de plusieurs livres.

Élisabeth BRETON et Docteur Joakim VALÉRO :

- « Réflexologie et troubles fonctionnels ». 2022 – 448 pages – *Éditions DUNOD*
- « Le stress, ça vous parle ? Comprendre son histoire et ses mécanismes ». 2021 – 116 pages – *Éditions VIE*

Élisabeth BRETON :

- « Réflexologie pour la forme et le bien-être ». 2014 – 92 pages – *Éditions VIE*
- « Réflexologie, un vrai remède au stress ». 2014 – 108 pages – *Éditions VIE*
- « Réflexologie faciale et crânienne ». 2015 – 72 pages – *Éditions VIE (révisée)*

REFERENCES BIBLIOGRAPHIQUES

1. « *Réflexologie et troubles fonctionnels* ». Elisabeth BRETON et Docteur Joakim VALÉRO, 2022 – 448 pages – Éditions DUNOD.

2. « *Le stress, ça vous parle* ? *Comprendre son histoire et ses mécanismes* », Elisabeth BRETON et Docteur Joakim VALÉRO, 2021, Éditions vie.

3. « *Réflexologie pour la forme et le bien-être* », Elisabeth Breton, 2014, Éditions vie.

4. « *Réflexologie, un vrai remède au stress* », Elisabeth Breton, 2015, Éditions vie.

5. « *Techniques Réflexes conjonctives, périostées et dermalgies viscérocutanées* », Raymond Richard, D.O. – 2001, Richard's Osteopathic Research Institute (RORI).

6. Anatomie Palpatoire Crâne, Richard's Osteopathic Research Institute.

7. Cours d'Anatomie palpatoire, Richard's Osteopathic Research Institute.

8. Cours d'Ostéopathie, Richard's Osteopathic Research Institute.

9. « *Points Knap* », Lionel Clergeaud, Editions Recto Verso.

10. « *La pulsologie* », Nadine Quéré, Editions Point d'Appui.

11. « *La fasciathérapie – Une nouvelle méthode pour le bien-être* », Isabelle Eschalier, Editions Point d'Appui.

NOTE :

Les cartographies des zones réflexes pieds-mains-visage
d'Elisabeth Breton sont disponibles sur le site RéflexoVISU.

RéflexoVisu – Michel Dhélin
Logiciel intuitif de mémorisation de soins pour les praticiens.
Nombreuses illustrations, planches et posters.

Quelques références liens web

Centre de formation Elisabeth Breton
www.reflexobreton.fr

Association La Fontaine du Bien-être
http://www.fontainedubienetre.fr/

Association La Douleur et le Patient Douloureux
http://www.la-douleur-et-le-patient-douloureux.fr/Accueil/accueil.php

Association des Réflexologues RNCP (ARRNCP)
https://www.reflexologues-rncp.com/

Collégiale des Fédérations et des Syndicats de la Réflexologie
https://collegiale-federations-syndicats-reflexologie.com/

Réseau Citoyen-Agence Médecine Complémentaire et Adaptées (A-MCA)
https://www.agencemca.fr/

Office national d'information sur les enseignements et les professions
(ONISEP) https://www.onisep.fr

Groupe d'Evaluation des Thérapies Complémentaires Personnalisées
(GETCOP) http://congres-therapiescomplementaires.org/getcop_home.php

NON-PHARMACOLOGICAL INTERVENTION SOCIETY (NPIS)
https://npisociety.org/

La Chambre des Professions de la Santé Durable
http://www.chambre-professions-sante-durable.fr/

Prévention et Gestion du stress
https://www.preventiongestionstress.com/

Psycho&Bien-être, Portail de la Psycho, de la Santé et du Bien-être
http://www.psycho-bien-etre.be/bien-etre/reflexologie

Soigner le stress : nouveaux outils, nouvelles approches
www.symbiofi.com

Union pour la Prévention et la Gestion des Crises Sanitaires
https://www.upgcs.org/

NUMETIK AVOCATS
 https://www.numetik-avocats.fr/

Le Point Réflexe – Magazine
https://www.reflexesante.ch/magazine

ICAMAR – Revue médicale sur l'auriculothérapie et l'acupression auriculaire
http://www.icamar.org

HEGEL – Revue scientifique et médicale
https://www.cairn.info/revue-hegel.htm

Logiciels pour Réflexologues
https://reflexoxp.fr/

HANTONE® - l'Accompagnement des personnes fragiles

https://www.hantone.fr/

Centre de Formation « Toucher-massage pour bébé »

http://www.grainedemassage.fr/

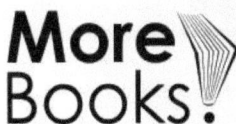 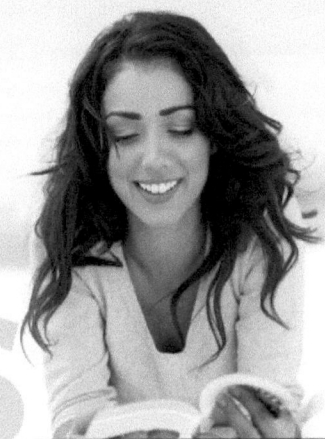
 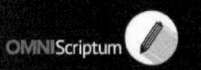

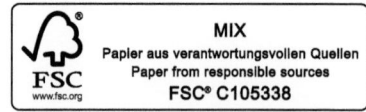